BEI GRIN MACHT SICH IHR
WISSEN BEZAHLT

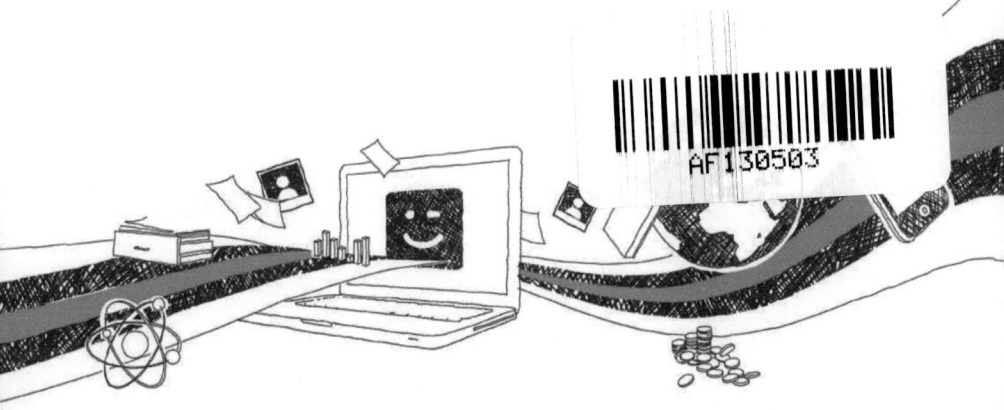

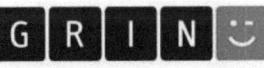

Aspekte zur Jodblockade der Schilddrüse. Schutz vor Inkorporation von radioaktivem Jod bei Strahlenunglücken

Manuel Haß

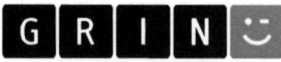

Bibliografische Information der Deutschen Nationalbibliothek:

Die Deutsche Nationalbibliothek verzeichnet diese Publikation in der Deutschen Nationalbibliografie; detaillierte bibliografische Daten sind im Internet über http://dnb.d-nb.de abrufbar.

ISBN: 9783346444424
Dieses Buch ist auch als E-Book erhältlich.

© GRIN Publishing GmbH
Nymphenburger Straße 86
80636 München

Druck und Bindung: Books on Demand GmbH, Norderstedt Germany
Gedruckt auf säurefreiem Papier aus verantwortungsvollen Quellen

Das vorliegende Werk wurde sorgfältig erarbeitet. Dennoch übernehmen Autoren und Verlag für die Richtigkeit von Angaben, Hinweisen, Links und Ratschlägen sowie eventuelle Druckfehler keine Haftung.

Das Buch bei GRIN: https://www.grin.com/document/1022403

Fachhochschule Köln

Fakultät für Anlagen, Energie- und Maschinensysteme

Institut für Rettungsingenieurwesen und Gefahrenabwehr
Studiengang Rettungsingenieurwesen

Aspekte zur Jodblockade der Schilddrüse

Ein Kompendium zur Jodblockade der Schilddrüse als Schutz vor Inkorporation von radioaktivem Jod bei Strahlenunglücken

Fachbereich: Epidemiologische Gefahrenlagen
Fachsemester: 5

Manuel Haß

25. März 2015
Wintersemester 2014/2015

INHALTSBEREZICHNIS

1   Abkürzungsverzeichnis

- *BBK:* Bundesamt für Bevölkerungsschutz und Katastrophenhilfe

- *BfS:* Bundesamt für Strahlenschutz

- *BMUB:* Bundesministerium für Umwelt, Naturschutz, Bau und Reaktorsicherheit

- *DU:* Depleted uranium

- *FwDV:* Feuerwehrdienstvorschrift

- *Gy [Einheit]:* Gray (absorbierte Energiedosis pro Massen-Element)

- *ICRP:* International Commission on Radiological Protection

- *IPPNW:* International Physicians for the Prevention of Nuclear War

- *KI:* Kaliumiodid (auch „Kaliumjodid")

- *SSK:* Strahlenschutzkommission

- *StrlSchV:* Strahlenschutzverordnung

- *Sv [Einheit]:* Sievert (effektive Organdosis)

- *WHO:* World Health Organisation

2 Vorwort und Danksagung

Die vorliegende Hausarbeit entstand im Rahmen des Moduls „Epidemiologische Gefahrenlagen" des Studiengangs Rettungsingenieurwesen im vierten Semester an der Fachhochschule Köln.

Die Motivation, sich in einer schriftlichen Ausarbeitung mit radiologischen und nuklearen Gefährdungen und Bedrohungen, mit Jodtabletten und der Jodblockade der Schilddrüse sowie mit dem speziellen diese Bereiche betreffenden Katastrophenschutz zu befassen, entstand aus dem persönlichen Interesse heraus, politische und aktuelle Themen wie Atomkraft und atomare Unglücksfälle mit den rettungsingenieurwissenschaftlichen Teilgebieten (Notfall-)Medizin, Strahlenschutz und nukleare Gefahrenabwehr sowie -vorbeugung zu verbinden.

Ein besonderer Dank für die fachliche Unterstützung mit besonderen Hinweisen zur Thematik sowie bei der Recherche, dem Aufbau dieser Arbeit, der sinnvollen Eingrenzung der Themen und der Kontaktvermittlung zu Fachleuten und gilt dem Dozenten des Faches Epidemiologische Gefahrenlagen, Herrn Prof. Dr. Dr. Alexander Michael Lechleuthner, Herrn Prof. Dr. Alexander Fekete, ebenfalls von der Fachhochschule Köln sowie Mitglied der SSK, Frau Margit Lehmann vom BBK, Abteilung „Risikomanagement", Frau Heike Graf und Frau Maria-Elisabeth Bedorf vom BBK, Fachinformationsstelle des BBK, Abteilung „Zentrale Dienste" sowie Lale Demirkan von der Ärzte-Organisation IPPNW. Ebenso zu danken ist den Lektoren, Herrn Jürgen Haß, für das Korrekturlesen des deutschen Textes, und Herrn Simon Haß für die Korrektur des englischen Abstracts.

3 Kurzreferat

Die vorliegende Arbeit befasst sich mit der Jodblockade der Schilddrüse, ihrem biologischen Funktionsprinzip, ihrer medizinischen Wirkweise, ihren Indikationen, Kontraindikationen, Möglichkeiten, Grenzen und etwaigen negativen Nebenwirkungen. Die Anwendung von Kaliumjodtabletten und ihre Dosierung, Vorhaltung und Verteilung wird außerdem betrachtet. Es werden sowohl medizinische, organisatorische als auch rechtliche Grundlagen behandelt und die Empfehlungen aus nationalen und internationalen Experten-Gremien und medizinischen Untersuchungen dargestellt. Gleichzeitig werden globale Betrachtungen und Vorgehensweisen bei der Jodblockade im Vergleich zur Bunderepublik Deutschland angeführt und eingeschätzt. Des Weiteren werden die möglichen radiologischen und nuklearen Gefährdungen und Bedrohungen sowie die gesundheitlichen Gefahren und die Wirkweise ionisierender Strahlung als Gründe für die Durchführung einer Jodblockade beschrieben. Vor dem Hintergrund aktueller und historischer Erkenntnisse ausnuklearen Unglücksfällen, medizinischer Forschung, Gesundheitspolitik, Katastrophenschutz und Gefahrenabwehr wird die Jodblockade dann bewertet. Abschließend wird die politisch-organisatorische Gewichtung der Jodblockade durch die verantwortlichen staatlichen deutschen Institutionen betrachtet und der jeweilige Umgang mit ihr eingeschätzt. Zuletzt werden Mängel in der Anwendung von Jodtabletten sowie mögliche Gesundheitsrisiken und organisatorische Schwachstellen des Bevölkerungsschutzes thematisiert und abschließend denkbare Alternativen, Verbesserungspotentiale und -vorschläge aufgezeigt.

4   Abstract

The assignment at hand deals with the iodine prophylaxis of the thyroid gland, its biological function principle and medical mode of action, its indications as well as contraindications, possibilities, limitations and possible negative side effects. The use of potassium iodine tablets and their dosage, provision and distribution is also taken into consideration. There are medical, organizational and legal principles discussed and the recommendations of national and international expert committees and medical enquiries are presented. At the same time global considerations and procedures at the iodine prophylaxis are listed, rated and compared to the Federal Republic of Germany. Furthermore the potential radiological and nuclear endangering and threats, as well as the health risks and the mode of action of ionizing radiation are described as reasons for implementing an iodine prophylaxis. Against the background of current and historical insights from nuclear accidents, medical research, health policy, civil protection and security, the iodine prophylaxis then is evaluated. In conclusion, the political-organizational weighting of iodine prophylaxis by the responsible national German institutions is considered and the respective dealing with it is estimated. At the end, shortcomings related to the application of iodine tablets, possible health risks and organizational weaknesses of civil protection are made subject of the discussion and finally possible alternatives for its improvement and suggestions are presented.

5   Einleitung

Die Bilder der Reaktorkatastrophe und Kernschmelzen in Japan, Fukushima im Jahre 2011, sind vielen Menschen nach wie vor in trauriger Erinnerung geblieben. Ebenso ist das folgenschwere nukleare Unglück von Tschernobyl aus dem Jahre 1986 beinahe jedem ein Begriff. Zahlreiche Tote und Verletzte sowie prekäre und bis heute andauernde kaum abschätzbare Auswirkungen für Menschen, Tiere und Umwelt in den betroffenen Gebieten und weit darüber hinaus sind die unsäglichen Folgen jener beiden einschneidenden Ereignisse der jüngeren Geschichte des Atomzeitalters. Mit ihnen einher gingen und gehen unzählbare sogenannte „meldepflichtige Ereignisse" in Kernkraftwerken und -anlagen, begleitet von einer immer wieder aufflammenden intensiven politischen Debatte über den Nutzen, die gesundheitlichen Auswirkungen und die Gefahren der Atomkraft, alternative Energiegewinnungsarten und die stets bestehende Möglichkeit katastrophaler Nuklearunglücke in unbeherrschbaren Ausmaßen und mit folgenschweren medizinischen, wirtschaftlichen und infrastrukturellen Auswirkungen.

Diesen Überlegungen zugrunde liegt die Gewissheit, dass nur das oft erwähnte „Restrisiko" sicher ist – jegliche Sicherheitsaspekte unterliegen dieser Gesetzmäßigkeit der Risikoanalysen und -forschung. Darüber hinaus stehen ungeklärte Fragen wie die nach umweltschonenderen Methoden der Urangewinnung im Raum; ein anderer Aspekt ist die nach wie vor praktizierte Verwendung von Uranwaffen („DU-Munition"). Die Endlagerung hochradioaktiver Stoffe für Tausende Jahre oder die allumfassende Absicherung und Nachrüstung der (noch laufenden) Kernkraftwerke gegen jegliche menschliche und natürliche (äußere) Einflüsse sind zudem weltweit nicht geklärt und können dies unter Umständen nie werden. Ausschließlich nach der „am wenigsten schlechten Lösung" kann gesucht werden, da es die perfekte nicht gibt und immer ein gewisses Risiko übrig bleiben wird.

Zu all jenen Aspekten kommen aktuelle, teils globale sicherheitspolitische Entwicklungen, Kriege, Krisen und Katastrophen aller Art und die Gewissheit, dass die derzeit auf der Erde befindlichen und startbereiten Atomwaffen den Planeten mehrfach gänzlich vernichten könnten. Der Mensch an sich als verletzliches und nur mit begrenzten Möglichkeiten und begrenzter gesundheitlich-körperlicher Belastbarkeit ausgestattetes Individuum stünde einer weiteren großen Havarie eines Kernkraftwerks, vor allem in sehr dicht besiedelten Gebieten wie Deutschland, ggf. – und einem etwaigen Atomkrieg mit absoluter

Sicherheit – machtlos gegenüber. Beherrschbare oder überschaubare Strahlenunfälle und Nuklearunglücke lassen dem Menschen aber immerhin noch die Möglichkeit, sich gegen Teile der Gefahr zu schützen. Und so bietet die Jodblockade der Schilddrüse mit Hilfe der rechtzeitigen Einnahme hochdosierter Jodtabletten als Schutz gegen die Inkorporation von radioaktivem Jod die Chance, doch ein Stück Sicherheit zu schaffen. Damit tangiert die Jodblockade all jene oben aufgeführten Gesichtspunkte in gewisser Weise und ist es deshalb wert, in der vorliegenden Ausarbeitung einer genaueren Betrachtung unterzogen zu werden.

5.1 Problemstellung

Es ist aufgrund der vergangenen Ereignisse und nuklearen Unglücksfälle sowie aufgrund der aktuellen politischen Entwicklungen anzunehmen, dass dem Thema „Jodtabletten" und der „Jodblockade der Schilddrüse" einerseits zu viel Gewichtung zugesprochen wird, indem sie teils als „Allheilmittel" bei Strahlenunglücken dargestellt und (in der Bevölkerung) als solches angesehen wird. Andererseits ist zu unterstellen, dass den Jodtabletten – eng verbunden mit einer adäquaten Gefahrenabwehr bzw. mit dem entsprechenden speziellen Katastrophenschutz –, sofern man ihre tatsächliche Wirkweise genauer betrachtet, zu wenig Bedeutung zugemessen wird. Dies gilt auch vor dem Hintergrund internationaler Empfehlungen und Vorgehensweisen, die sich von denen in der Bundesrepublik Deutschland teilweise unterscheiden.

Was bringen Jodtabletten wirklich? Wie wirken sie? Wie relevant sind sie überhaupt bei Strahlenunfällen? Wie werden sie „in den Köpfen der Leute", bei Atomkraftwerksbetreibern, staatlichen Institutionen, Medizinern, Atomkraftgegnern und anderen Personengruppen gesehen? Wie werden sie vorgehalten, verteilt und angewandt? Wie leistungsfähig sind der Katastrophenschutz und die ihm zugrunde liegenden Pläne in dieser Hinsicht(bei einer großflächigen Verstrahlung ganzer Regionen bzw. dichtbesiedelter Gebiete)?Gibt es etwaige medizinische Alternativen sowie konkrete Mängel, die thematisiert und aufgezeigt werden sollten, und verbergen sich dahinter mögliche Verbesserungspotentiale, die es näher zu untersuchen gilt und die sich in Form geeigneter Maßnahmen real verarbeiten und umsetzen lassen?

5.2 Zielsetzung

Die vorliegende Hausarbeit soll sich – in möglichst alle oben aufgeführten angrenzenden Fachgebiete zumindest hineinreichend – kritisch und sachlich mit der Jodblockade der Schilddrüse und den damit einhergehenden medizinischen Aspekten, der Wirkweise von Jodtabletten, ihrer tatsächlichen Relevanz, ihren Wirkungen, Nebenwirkungen, Chancen, Risiken und Alternativen auseinandersetzen. Sie soll etwaige Mängel und Verbesserungspotentiale der Thematik „Jodtabletten" aufzeigen und diese konkretisieren.

6 Radiologische und nukleare Gefährdungen und Bedrohungen

In der Umwelt des Menschen zivilisationsbedingt vorkommende radioaktive Stoffe, offen oder umschlossen, können durch auf den menschlichen Körper einwirkende ionisierende Strahlung gesundheitliche Schäden hervorrufen. Dabei kann es zu einer Bestrahlung des gesamten Körpers kommen (Ganzkörperexposition) oder aber es sind nur einzelne Körperteile wie z. B. Organe oder Gewebe betroffen (Teilexposition). Offene radioaktive Stoffe können neben der externen Strahlenexposition stets auch die Gefahr der Kontamination bzw. Inkorporation (interne Kontamination)bilden (vgl. 1 S. 318).

Im Besonderen soll in diesem Kapitel auf das weltweite Gefährdungspotential durch Kernkraftwerksunfälle sowie die hohe Leistungsfähigkeit und Gefahr durch Atomwaffen mit mittlerweile immenser Strahlen- und Sprengwirkung auf Basis hochmoderner und weitreichender Raketen-Trägersysteme hingewiesen werden (vgl. 2). Schwere Störfälle und Unfälle in Atomkraftwerken sowie militärische Auseinandersetzungen mit nuklearen Kriegswaffen waren historisch, sind gegenwärtig und bleiben zukünftig eine reale und enorme Bedrohung für den Menschen, seine Gesundheit und sogar sein Leben.

Im Folgenden werden die wichtigsten vorstellbaren Unfallszenarien mit radioaktiven Stoffen aufgeführt, die zu einer Kontamination führen können (vgl. 1 S. 318f):

> ➤ Kernkraftwerksunfälle unterschiedlicher Größenordnung und Relevanz für den Menschen und die Umwelt

> ➤ Unfälle in ortsfesten Anlagen (Forschungseinrichtungen, Kliniken, Industrieanlagen) mit „Freisetzung [...] radioaktiven Inventars" (3 S. 390)

> ➤ Transportunfälle auf Straße, Schiene, Luft- und Seewegen

> ➤ Kernwaffeneinsatz in kriegerischen Auseinandersetzungen

> ➤ Einsatz spezieller militärischer Waffensysteme (z. B. Uran-Geschosse)

> Kriminelle/Terroristische Aktivitäten „mit Einsatz von Waffen oder Vorrichtungen, die durch Explosion oder Detonation radioaktive Stoffe dispergieren (‚Schmutzige Bomben', unkonventionelle Spreng- und Brandvorrichtungen [USBV] mit radioaktiver Beimengung)" (3 S. 390)

> Absturz von Satelliten „mit radioaktiven Bauteilen" (3 S. 390)

> Sonstiger Verlust von radioaktivem Material.

6.1 Kontamination

Der Begriff Kontamination bezeichnet laut § 3 StrlSchV (Strahlenschutzverordnung, Begriffsbestimmungen, Punkt 19) eine Verunreinigung mit radioaktiven Stoffen. Eine solche Verschmutzung kann durch Stoffe im festen, flüssigen oder gasförmigen Aggregatzustand erfolgen.

Auf die Themen Schutz vor und Vermeidung von Kontamination, Kontaminationsnachweis, Dosisabschätzung, Dekontamination und andere verwandte Gebiete soll in dieser Arbeit aus kapazitativen Gründen nicht direkt eingegangen werden.

6.1.1 Externe Kontamination

Unter dem Begriff der externen Kontamination versteht man in Bezug auf den Menschen in der Regel, dass Haut und/oder Kleidung mit radioaktiven Stoffen verunreinigt sind. Sofern es sich um eine Oberflächenkontamination handelt, unterscheidet man zwischen festhaftender und nicht festhaftender Kontamination. Von der Beschaffenheit der Oberfläche, z. B. menschliche Haut, hängt es ab, ob und wie eine radioaktive Verunreinigung überhaupt mehr oder minder schnell in den Körper eindringt und es somit zu einer Inkorporation kommen kann. Die nicht festhaftende Oberflächenkontamination birgt dabei immer auch das Risiko einer Sekundärkontamination, d. h. einer Weiterverbreitung des radioaktiven Stoffes in die Umwelt (vgl. 1 S. 319).

6.1.2 Interne Kontamination – Inkorporation

Werden radioaktive Substanzen in den menschlichen Körper aufgenommen, so versteht man darunter eine Inkorporation. Sie kann über natürliche Körperöffnungen, die Haut oder durch Wunden erfolgen. Da Permeation in Bezug auf radioaktive Jodverbindungen oder Tritium möglich ist, spielt die intakte Haut ebenfalls eine gewisse Rolle. Dennoch stellt die

Diese Abbildung wurde aus urheberrechtlichen Gründen von der Redaktion entfernt.

Abbildung 1:*Standorte der Atomkraftwerke in der Bunderepublik Deutschland*
(Quelle: Thiel, Reinhold.www.ippnw-ulm.de[letzter Zugriff am 20.03.2015].)

Resorbierbarkeit den entscheidenden Faktor dar, wenn es um den Einbau radioaktiver Nuklide in Körpergewebe geht. Derzeitige Erfahrungen zeigen, dass Inkorporation nicht unmittelbar zum akuten Strahlensyndrom führt. Dennoch sollte die Resorption möglichst gering gehalten werden, weshalb Inkorporationen ein rasches Handeln erforderlich machen, um eine Festsetzung von Radionukliden im Zielorgan zu vermeiden. Spätfolgen wie Strahlenfibrosen und Malignome durch z. B. radioaktives Jod in der Schilddrüse oder Radium im Knochen kann damit vorgebeugt werden (vgl. 1 S. 324).

7   Biologische und medizinische Grundlagen

7.1   Wirkung ionisierender Strahlung

Ionisierende Strahlung beruht in ihrer direkten Wirkung auf der Zerstörung von Molekülen und Atomen und einer damit verbundenen Freisetzung von Ionen und Radikalen. Zellen im Organismus können dadurch absterben oder zumindest geschädigt werden. Aufgrund des körpereigenen Reparaturmechanismus', der ständig Zellen erneuert, hängt es allerdings stark von der Strahlungsdosis ab, ob und inwiefern die Bestrahlung zu einem Schaden führt. Ausschließlich hohe Dosen – ab ca. 0,5 Sv – verursachen bleibende und akute Schäden innerhalb kurzer Zeit (sehr hohe Dosen bereits nach wenigen Minuten), spätestens aber nach einigen Monaten. Niedrigere Dosen hingegen führen nur zu einer gewissen Wahrscheinlichkeit, dass später, ggf. erst Jahrzehnte nach der Bestrahlung, eine Schädigung daraus resultiert. In diesem Fall spricht man hier zunächst von latenten, also versteckten Schäden; sie sind somit als stochastisch (statistisch verteilt auftretend) zu kategorisieren. Als deterministisch, d. h. mit Bestimmtheit auftretend, werden hingegen akute Strahlenschäden bezeichnet (vgl. 4 S. 45).

7.1.1 Akute Strahlenschäden

Wird eine Schwelle von etwa 0,5 Sv nicht überschritten, treten keine bleibenden Akutschä-
den auf. Wird in kurzer Zeit eine Dosis von 0,5 bis 1,0 Sv aufgenommen, zeigen sich bei den
Betroffenen Benommenheit und Übelkeit („Röntgenkater"), die schon nach einigen Tagen
aber wieder verschwinden. Eine stationäre Behandlung wird erst bei noch höheren Exposi-
tionen notwendig, da dann Verdauungsorgane und das blutbildende Knochenmark und somit die Immunabwehr geschädigt wird. Ganzkörperdosen über 3,0 Sv führen bereits zu ver-
einzelten Todesfällen, Dosen über 6,0 Sv bedeuten Lebensgefahr; ausschließlich eine spezielle ärztliche Behandlung kann hierbei zur Genesung führen. Die folgende Abbildung skizziert die Merkmale des Auftretens akuter Schäden – von unterhalb der Schwelle, wo keine
akuten Schäden auftreten bis hin zu der Dosis, bei welcher mit Sicherheit ein Schaden ein-
tritt (vgl. 4 S. 45f).

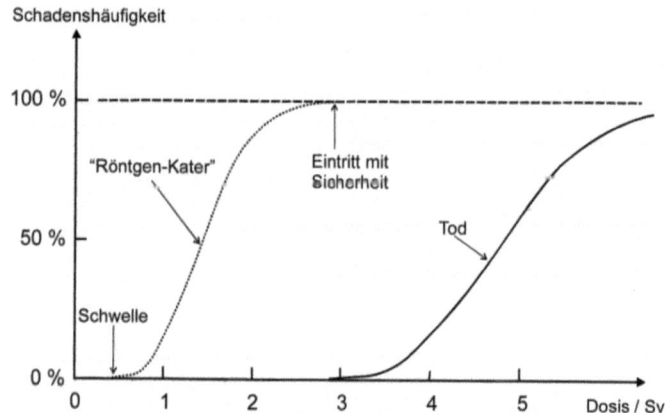

Abbildung 2: *Auftreten akuter Strahlenschäden bei bestimmten Dosen,* skizziert (Quelle: Döbbeling,
Ernst-Peter und Miska, Horst. Strahlenschutz. Stuttgart: W. Kohlhammer GmbH, 2010. S. 46.)

7.1.2 Latente Strahlenschäden

Spät und stochastisch treten latente Schäden auf. Dabei wird das Krebsrisiko der bestrahl-
ten Personen erhöht (somatischer Schaden); zudem können sie zu Erbschäden der Nach-
kommen (genetischer Schaden) führen. Dass beide Schäden jedoch auch spontan, d. h.
ohne den Einfluss ionisierender Strahlung, auftreten, zeigt, wie schwer abzuschätzen durch
Strahlung bedingte Anteile und damit verbundene Risikofaktoren sind. Prinzipiell lassen
sich Risikofaktoren nur bei hohen Dosen genauer bestimmen, weshalb sie zu niedrigeren
hin extrapoliert werden müssen. Internationale Fachgremien gehen deshalb

vorsichtshalber davon aus, dass es keine Schwellendosis für latente Schäden gibt, unterhalb derer mögliche Auswirkungen vernachlässigbar gering oder mit Sicherheit ausbleibend sind. Bis zur Dosis 0,0Sv hin wird der Risikofaktor deshalb linear extrapoliert, also sinnvoll „verlängert". Die folge Abbildung verdeutlicht dies (vgl. 4 S. 48).

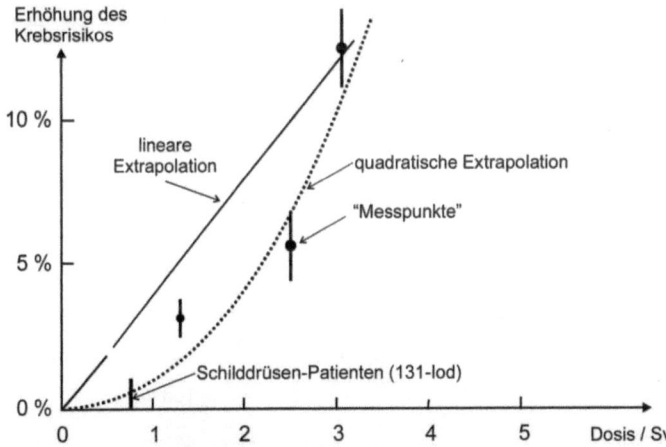

Abbildung 3: *Schematische Darstellung der Extrapolation der bei hohen Dosen beobachteten Erhöhung des Krebsrisikos zu niedrigen Dosen hin* (Quelle: Döbbeling, Ernst-Peter und Miska, Horst. Strahlenschutz. Stuttgart: W. Kohlhammer GmbH, 2010. S. 48.)

Die quadratische Extrapolation – ebenfalls oben abgebildet – wäre gleichermaßen möglich aufgrund der vorliegenden Daten und würde das Risiko bei niedrigeren Dosen senken. Abgeschätzt werden jene Risikofaktoren aus der erhöhten Krebssterblichkeit von Überlebenden der Atomwaffenexplosionen in Japan sowie von Patienten, die eine Therapie in Form von Röntgenstrahlung erhielten. Ebenso konnte dabei ermittelt werden, dass bei gleichen Dosen eine zeitlich verteilte Bestrahlung geringere Schäden zur Folge hat als eine kurzzeitige (vgl. 4 S. 48f).

Die ICRP (International Commission on Radiological Protection) berücksichtigt die oben beschriebenen Zusammenhänge und gibt als Risikofaktoren für schwerwiegende Krebserkrankungen 4,1 % pro Sievert für erwachsene Arbeitnehmer und für den Durchschnitt der Bevölkerung 5,5 % pro Sievert an. Da im letzteren Wert auch Kinder Berücksichtigung finden, die im relativen Modell eine höhere Lebenserwartung aufweisen, liegt dieser etwas höher. Ein Risiko für Erbkrankheiten liegt bei etwa 0,2 % resp. 0,1 % pro Sievert für die allgemeine resp. die erwachsene Bevölkerung. Aus den genannten Daten lässt sich somit das erhöhte Krebsrisiko R für z. B. einen Feuerwehrangehörigen, der gemäß FwDv 500 bei einem Einsatz zur Rettung von Menschenleben die maximal zulässige Dosis von 250 mS verhalten hat, mit $R = \frac{4,1\%}{1\,Sv} * 0,25\,Sv \approx 1$ %abschätzen. Innerhalb von 70 Jahren ergibt die natürliche Strahlenexposition von 2,1 mSv pro Jahr eine Gesamtdosis von 0,15 Sv. Daraus folgt, wenn man den Risikofaktor von 5,5 % pro Sievert zugrunde legt, ein Krebsrisiko durch natürliche Hintergrundstrahlung von etwa 0,8 %. Die spontane Krebsrate liegt bei etwa 20 %, weshalb man etwa jede 30. Krebserkrankung auf die natürliche Strahlenexposition zurückführen könnte. Die Forderung, jede Strahlenbelastung so gering wie möglich zu halten, resultiert unter anderem auch aus der Unsicherheit um die Wirkung niedriger Strahlendosen sowie aus der Annahme, dass latenten Schäden keine Schwellendosis zugrunde liegt, unterhalb derer nie Schäden auftreten (vgl. 4 S. 49f).

Die nachfolgende Darstellung beschreibt noch einmal die einzelnen Schritte, die nach einer Strahlenexposition in Bezug auf ein Biomolekül ablaufen und letztlich zu den unerwünschten pathologischen Auswirkungen bis hin zum Tod führen.

Diese Abbildung wurde aus urheberrechtlichen Gründen von der Redaktion entfernt.

Abbildung 4: *Schematische Übersicht über die Phasen der Strahlenwirkung auf biologische Systeme* nach Dertinger u. Jung 1969, umgezeichnet (Quelle: Ohlenschläger, Gerhard. www.naturheilpraxis.de [letzter Zugriff am 11.03.2015].)

8 Jodblockade der Schilddrüse

Durch eine „Jodblockade" der Schilddrüse soll die Aufnahme von Radiojod in die Schilddrüse weitgehend verhindert werden. Dabei wird inaktives Jod hochdosiert verabreicht (vgl. 5 S. 191).

8.1 Grundlagen und Begriffe

Da im vorliegenden Themengebiet einige Begriffe und verschiedentliche Definitionen jener in Gebrauch sind, sollen die wichtigsten Termini im Folgenden kurz erläutert werden.

Die „Jodprophylaxe" beschreibt „eine kontinuierliche und langzeitige Jodzufuhr zur Verhinderung von Jodmangelerscheinungen, insbesondere der Jodmangelstruma [Kropf] und der Neugeborenen-Hypothyreose [Schilddrüsenunterfunktion]" (5 S. 191). Eine Jodtherapie hingegen stellt die Behandlung mit Jod bzw. Jodid von Jodmangelstruma mit physiologischen Joddosen dar, wobei versucht wird, eine Stagnation des Strumawachstums resp. eine Rückbildung des pathologisch vergrößerten Organs zu erwirken. Eine gänzliche „Blockade" der Schilddrüse ist lediglich bei einer zu erwartenden oder erst kürzlich erfolgten Aufnahme radioaktiven Jods sinnvoll. Die dazu erforderlichen Dosen können ggf. bis zum Faktor 1000 oberhalb der Jodidmenge liegen, die bei einer normalen Therapie zur Behandlung von Jodmangelkrankheiten oder -struma verwendet werden. Im einen Fall geht es also um die Verhinderung der Aufnahme von Jodradionukliden bzw. -isotopen und die Absicht, strahleninduzierten Schilddrüsenkarzinomen vorzubeugen, während im anderen Fall eine niedrigere Dosierung resp. Langzeitbehandlung zugrunde liegt (vgl. 5 S. 191f).

8.2 Physiologie der Schilddrüse

Zur Aufrechterhaltung ihrer normalen Funktion benötigt die Schilddrüse täglich ca. 200 µg Jod. Mit Jodsalz angereicherte Nahrungsmittel wie Wurst- und Backwaren sowie Milch, Seefisch und Meeresfrüchte bilden dabei die Hauptnahrungsquellen. Sofern die Jodversorgung diesbezüglich nicht ausreicht, wird im Magen-Darm-Trakt Jodid resorbiert und gelangt über die Blutbahn in die Schilddrüse. Ein aktiver Transportmechanismus – der sog. Natriumjodsymporter - sorgt für die Aufnahme in der Schilddrüse, wo die in der Schilddrüsenzelle befindlichen Peroxidasen eine Oxidation von Jodid zu elementarem Jod bewirken. Jenes elementare Jod wird daraufhin im Schilddrüsenfollikel in Tyrosinreste eingebaut. Die Schilddrüsenhormone Trijodthyronin und Tetrajodthyroninent stehen dabei aus Monojod- und Dijodtyrosin und werden – im Schilddrüsenfollikel an Thyreoglobulin gebunden –

gespeichert. Ein aktiver Aufnahmemechanismus macht später wieder die Aufnahme von Schilddrüsenhormonen in die Schilddrüsenzelle möglich, um anschließend die Abgabe der Hormone in den Blutkreislauf einsteuern zu können. Jodid hat eine biologische Halbwertszeit von etwa sieben bis acht Tagen. Besteht eine Schilddrüsenüberfunktion, so kann die Halbwertszeit auf vier bis fünf Tage verkürzt werden (vgl. 6 S. 223).

8.3   Prinzip der Jodblockade

Sofern es rechtzeitig verabreicht wird, kann durch die Gabe von stabilem Jod in Form von Jodid – wobei man in der Größenordnung der 500-fachen Menge der täglichen Nahrungszufuhr agiert – die Schilddrüsen-Aufnahme radioaktiven Jods fast vollständig blockiert werden. Die nachfolgende Abbildung zeigt die Effektivität von 100 mg Kaliumiodid (KI) in Bezug zur vermiedenen Schilddrüsendosis durch Radiojod; hierbei wird die Abhängigkeit der erfolgreichen Blockade vom Zeitpunkt der Verabreichung ebenso wie die Jodzufuhr durch die Ernährung berücksichtigt (vgl. 6 S. 224).

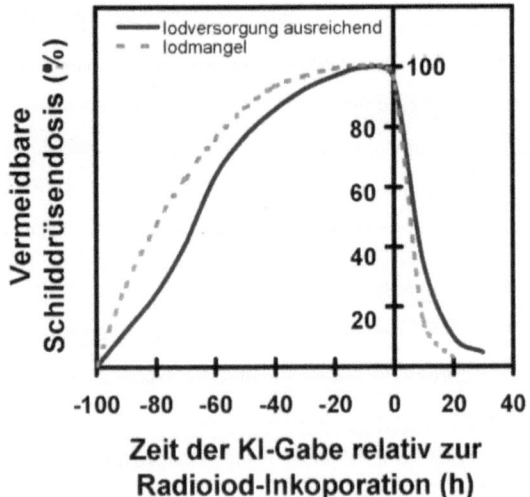

Abbildung 5:*Effektivität – ausgedrückt als vermiedene Dosis in Prozent – der Verabreichung von KI in Relation zur Inkorporation von Radiojod in Stunden;* unterschiedliche Betrachtung für ausreichende (durchgezogene Linie) bzw. unzureichende (gestrichelte Linie) Zufuhr von Jod mit der Nahrung (Quelle: Reiners, Christoph. Aktuelles zur Jodblockade der Schilddrüse. [Hrsg.] Bundesminister für Umwelt, Naturschutz und Reaktorsicherheit. Notfallschutz bei Schadenslagen mit

radiologischen Auswirkungen. Berlin: Verlag H. Hoffmann GmbH, 2007, Bd. 60. Strahlenschutzkommission. S. 228.)

Aus der obigen Abbildung geht hervor, dass die Jodblockade am effektivsten ist, wenn eine Verabreichung durch Inhalation oder Ingestion nicht früher als 24 Stunden vor Aufnahme des radioaktiven Jods erfolgt. Sollte zuvor alleine durch die Ernährung eine unzureichende Jodzufuhr vorgelegen haben, sättigt die Jodblockade jene gesteigerte „Jodgier" der Schilddrüse ebenfalls und ist damit noch wirksamer als bei voriger ausreichender Jodzufuhr (vgl. 6 S. 224).

Wird der Schilddrüse Jodid hochdosiert zugeführt, so kommt es daraufhin zu einer um den Faktor 20 bis 60 oder höher verminderten Jodidaufnahme. Hierfür verantwortlich sind folgende Mechanismen: die „Verdünnung der Serum-Radiojodkonzentration" sowie der „Wolff-Chaikoff-Effekt". Bei letzterem handelt es sich um den „Autoregulationsmechanismus der Schilddrüse zur verminderten Jodaufnahme bei Jodüberangebot"; jener kommt allerdings erst mit einer Verzögerung von mehreren Tagen zum Tragen. Die Verdünnung der Serum-Radiojodkonzentration nach hochdosierter Gabe von inaktivem Jod wirkt hingegen schlagartig. Die Erhöhung der Plasma-Jodkonzentration führt bei durchgehender Jodidaufnahme zu einer entsprechenden Reduzierung der Aufnahme von Radionukliden durch die Schilddrüse. Sofern sie allerdings einmal hinein gelangt sind, können sie hieraus pharmakologisch nicht mehr entfernt werden. Radiojod klingt mit einer biologischen Halbwertszeit von etwa zwei bis drei Monaten ab. Daraus lässt sich ableiten, dass im Falle z. B. eines Reaktorunfalls die Jodblockade der Schilddrüse so früh wie möglich eingesteuert werden sollte, in jedem Fall – im Nahbereich vor eine mögliche Inhalation in Betracht ziehend – zumindest „in sicherem Zeitabstand" vor einer etwaigen Strahlenexposition (vgl. 5 S. 194ff).

Die folgende Abbildung zeigt den zeitlichen Verlauf der Radiojodaufnahme durch die Schilddrüse. Die Bundesrepublik Deutschland wird dabei als Jodmangelgebiet angesehen, weshalb die Aufnahme hier –im Gegensatz zu den USA als ausreichend mit Jod versorgtes Gebiet – um den Faktor zwei bis drei höher ist (vgl. 5 S. 196).

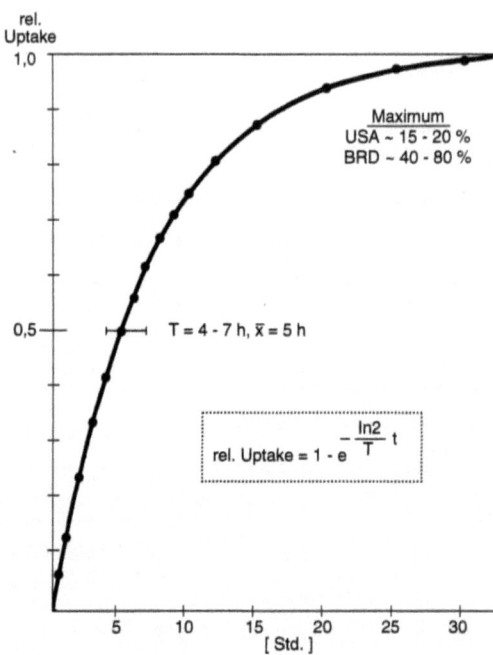

rel.
Uptake
1,0

Maximum
USA ~ 15 - 20 %
BRD ~ 40 - 80 %

0,5 ── ├──┼──┤ T = 4 - 7 h, $\bar{x}$ = 5 h

$$\text{rel. Uptake} = 1 - e^{-\frac{\ln 2}{T} t}$$

5   10   15   20   25   30
[Std.]

Abbildung 6: Zeitlicher Ablauf der Aufnahmen von Radioisotopen(Quelle: Schicha, Harald. Jodblockade der Schilddrüse. [Hrsg.] Bundesminister für Umwelt, Naturschutz und Reaktorsicherheit. Medizinische Maßnahmen bei Strahlenunfällen. Stuttgart, Jena, New York: Gustav Fischer Verlag, 1994, Bd. 27. Strahlenschutzkommisson.S. 195.)

Im Jodmangelgebiet ist aufgrund des allgemeinen Jodmangels auch der Bedarf der Schilddrüse an inaktivem Jod höher, sodass zu einer Blockade der Radiojodaufnahmeerhöhte Jodmengen erforderlich sind. Für einige Untersuchungen zeigt dies die nächste Abbildung. Dabei sind allerdings keine umfangreicheren, systematischeren Untersuchungen zugrunde gelegt. Dennoch wird deutlich, dass Schilddrüsen in ausreichend jodversorgten Gebieten schon mit einer einmaligen Gabe von etwa 30 mg Jod blockiert werden können, während ungefähr die dreifache Menge für Schilddrüsen in der Bundesrepublik benötigt wird (vgl. 5 S. 196).

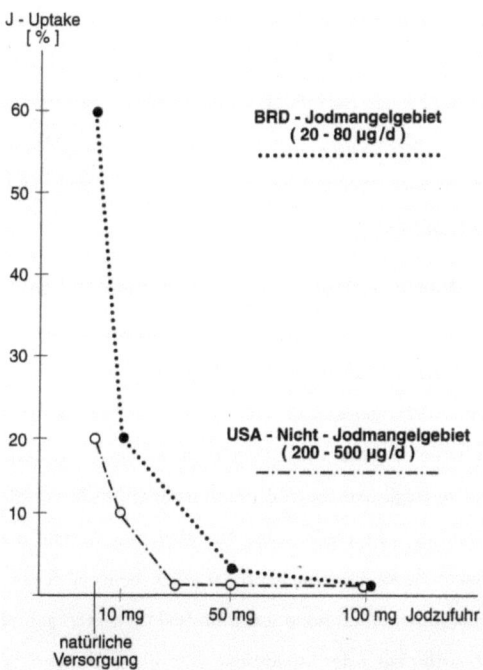

J - Uptake
[%]

60 ┤ ●   **BRD - Jodmangelgebiet**
                (20 - 80 µg /d)

50 ┤

40 ┤

30 ┤

20 ┤   **USA - Nicht - Jodmangelgebiet**
             (200 - 500 µg /d)

10 ┤

    10 mg   50 mg   100 mg   Jodzufuhr
natürliche
Versorgung

Abbildung 7: *Erforderliche Dosis zur Schilddrüsenblockade*(Quelle: Schicha, Harald. Jodblockade der Schilddrüse. [Hrsg.] Bundesminister für Umwelt, Naturschutz und Reaktorsicherheit. Medizinische Maßnahmen bei Strahlenunfällen. Stuttgart, Jena, New York: Gustav Fischer Verlag, 1994, Bd. 27. Strahlenschutzkommisson. S. 197.)

Umstritten ist hingegen die Notwendigkeit, innerhalb von 24 Stunden mehrmals Jod zu verabreichen. Die Anhängigkeit der Halbwertszeit für Jod im Blutplasma spielt hierbei eine wichtige Rolle: Manchmal werden sechs Stunden, teilweise auch acht bis zwölf Stunden angegeben. Ein weiteres entscheidendes Kriterium ist die Jodversorgung der Schilddrüse insbesondere am ersten Tag der Jodgabe. Die Kommission der WHO (World Health Organisation) schätzt die Notwendigkeit, Jod einmal oder mehrmals täglich zu verabreichen, bisweilen anders als diverse deutsche Experten ein (Empfehlung: dreimal täglich) (vgl. 5 S. 196).

Dass die Jodblockade sehr effektiv ist, wurde nach Tschernobyl beispielsweise in den westlichen Teilen Polens durch die Verabreichung von KI in Form von „Lugolscher Lösung" an 10,5 Millionen Kinder und 7,5 Millionen Erwachsene eindrucksvoll gezeigt. Die

Bevölkerung dort war ebenfalls einer hohen Strahlenexposition durch Radiojod ausgesetzt. Ein merklicher Anstieg der Schilddrüsenkrebshäufigkeit bei den insgesamt 18 Millionen Personen konnte bei den Nachuntersuchungen nicht festgestellt werden; ebenso sind nur minimale Nebenwirkungen ausgemacht worden (vgl. 6 S. 224). Dennoch sollen explizit die möglichen Nebenwirkungen der Jodblockade der Schilddrüse im folgenden Kapitel einmal genauer betrachtet werden.

8.4 Mögliche Nebenwirkungen der Jodblockade

Da die Jodblockadeeine stark erhöhte Jodzufuhr bedeutet, sind bei prädisponierten Personen Nebenwirkungen möglich. Medizinisch gesehen ist man sich insofern einig, dass solche etwaigen Nebenwirkungen erst ab einer Dosis > 1 mg pro Tag auftreten. Man unterscheidet jene in extrathyreoidale und thyreoidale Nebenwirkungen. Erstere betreffen hauptsächlich eine Magenunverträglichkeit bei Jodzufuhr in hoher Dosierung, die seltene Dermatitis herpetiformes Duhring, verschiedentliche Allergien an z. B. Haut und Lungen, das Jodfieber und anaphylaktische Reaktionen, die sogar lebensbedrohlich sein können. Unter den thyreoidalen Reaktionen durch hohe Jodzufuhr versteht man ein mögliches Struma-Wachstum, Funktionsstörungen der Schilddrüse und -entzündungen. Die kindliche und unreife Schilddrüse beim Fötus reagiert auf exzessive Jodzufuhr meist mit einer Hypothyreose, was im Besonderen zu beachten ist. Ältere Erwachsene mit autonomer Struma neigen hingegen eher zu einer Hyperthyreose. Dennoch darf hierbei die Letalität der klinisch schwer erkennbaren Altershyperthyreose nicht unterschätzt werden (vgl. 5 S. 196ff).

Einige Abschätzungen, die das Risiko nach erhöhter Jodzufuhr zur Blockade der Schilddrüse bewerten, bewegen sich zunächst in Bezug auf die Prävalenz pathologischer Schilddrüsenveränderungen bezogen auf die Bundesrepublik Deutschland. Sie orientieren sich unter anderem hinsichtlich einer Autonomie und einer Struma sowie zur Letalität einer Hyperthyreose und zum Risiko einer Auslösung der jodinduzierten Hyperthyreose. Jene Abschätzungen sind aber eher grober Natur, beruhen sie doch auf retrospektiven Analysen wenig umfangreicher Krankenkollektive (vgl. 7 S. 93ff).

Verschiedene übereinstimmende Schätzungen betrachtend, dürfte das „Todesrisiko nach Jodblockade der Schilddrüse infolge einer jodinduzierten Hyperthyreose" bei etwa einem bis neun Fällen pro 100.000 Personen mit Jodblockade liegen. Die Abschätzung der Größe des Risikos bei Föten, Säuglingen und Kleinkindern durch jodinduzierte

Hyperthyreose ist kaum möglich. Erkenntnisse, die in Polen nach Tschernobyl gewonnen wurden, deuten auf geringe Risikowerte hin. Allerdings muss an dieser Stelle darauf aufmerksam gemacht werden, dass die tatsächlichen Nebenwirkungen nach der Jodgabe bei Reaktorunfällen bzw. die Letalität durch die Jodgabe praktisch nicht erfassbar sind. Die Anhaltszahlen der Risiken und Nebenwirkungen einer Jodblockade der Schilddrüse sind also nur bedingt belastbar. Sicherlich kann die Schilddrüsenfunktion bei einem großen Bevölkerungsanteil und einmaliger Jodgabe erfolgreich kontrolliert werden; bei dauerhafter Verabreichung ist aber mit erheblichen Problemen zu rechnen. Was sich in dieser Hinsicht erschwerend anschließt, ist, dass sich eine Hypothyreose oder gar eine lebensbedrohliche Hyperthyreose nach hochdosierter Jodgabe erst nach einem Zeitraum von mehreren Wochen einstellt (vgl. 5 S. 198).

8.5 Schilddrüsenmalignome nach Inkorporation von radioaktivem Jod

Für das Schilddrüsenkarzinom liegt die Spontaninzidenz bei der Altersgruppe der bis zu 15-jährigen bei ca. 0,5 bis ein Fall pro 100.000. Diverse Untersuchungen nach den Atombombenabwürfen über Hiroshima und Nagasaki 1945 haben ergeben, dass sich dieses Risiko pro Sv Schilddrüsendosis altersabhängig verändert: „[...] bei den 0- bis 4-Jährigen auf 20 Fälle, bei den 5- bis 9-jährigen auf zwölf Fälle und bei den 10- bis 18-jährigen auf etwa sechs Fälle (jeweils pro 100.000)" (6 S. 223). Bei den über 18-jährigen fand sich in Hiroshima und Nagasaki beim Spontanrisiko nach Strahlenexposition mit drei bis vier Fällen pro Sv Schilddrüsendosis und 100.000 keine signifikante Erhöhung (vgl. 6 S. 223).

Nach dem schweren Reaktorunglück von Tschernobyl 1986 stellte man in Weißrussland und der Ukraine ein erhöhtes Auftreten von Schilddrüsenkrebs ab 1990 bei denjenigen fest, die zum Zeitpunkt der Katastrophe Kinder und Jugendliche waren. Es ist davon auszugehen, dass rund 1,3 Millionen Menschen eine Schilddrüsendosis von mehr als 0,1 Gy erhielten. Da die Schilddrüsenmassen von Kleinkindern wesentlich geringer als bei Erwachsenen sind, waren die Dosen bei gleich großer inkorporierter Radioaktivität um den zwei- bis dreifachen Faktor höher als der Mittelwert. Bis 2005 wird aus den von dem Unglück betroffenen Ländern Weißrussland, Ukraine und den westlichen Teilen Russlands von ca. 4600 Fällen von Schilddrüsenkrebs bei Kindern und Jugendlichen berichtet. Aktuelle Kalkulationen gehen davon aus, dass etwa die Hälfte dieser Krankheitsfälle auf die erhöhte Strahlenexposition zurückzuführen ist (vgl. 6 S. 223f).

8.6   Risikoäquivalenz durch Jod und Strahlen

Um die Wirksamkeit einer Jodblockade der Schilddrüse zu überprüfen, kann unter anderem auch die Risikoäquivalenz der hochdosierten Jodgabe zur Schilddrüsenblockade auf der einen Seite und die eines durch Radiojod verursachten Schilddrüsenkarzinoms auf der anderen Seite betrachtet werden. Jedoch muss hier zumindest teilweise mit halbquantitativen Daten oder Schätzungen gearbeitet werden. Beispielsweise sind die „Risiken der jodinduzierten Hypothyreose im fetalen oder Säuglingsalter" in ihrer Relevanz und Größe nicht vollständig empirisch mit den „Hyperthyreoserisiken der älteren Menschen mit autonomen Jodmangelstrumen" aufgewogen. Somit wird bei folgender Darstellung von einem konstanten Durchschnittswert des Jodrisikos ausgegangen. Sicher hingegen ist die Altersunabhängigkeit der Entwicklung eines Schilddrüsenkarzinoms nach Strahlenexposition (vgl. 5 S. 199f).

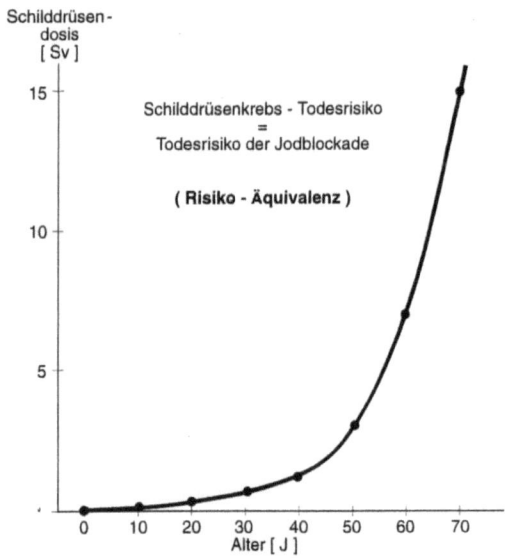

Abbildung 8: Risikoäquivalenz des Schilddrüsen-Strahlenrisikos und des Risikos durch eine Jodblockade(Quelle: Schicha, Harald. Jodblockade der Schilddrüse. [Hrsg.] Bundesminister für Umwelt, Naturschutz und Reaktorsicherheit. Medizinische Maßnahmen bei Strahlenunfällen. Stuttgart, Jena, New York: Gustav Fischer Verlag, 1994, Bd. 27. Strahlenschutzkommisson. S. 199.)

Man geht von „2,5 Schilddrüsenkarzinomen pro Jahr pro 100 mSv pro 10^6Exponierte für den Dosisbereich zwischen 60 mSv und 15 Sv" aus. Modifiziert wird die Angabe durch folgende Faktoren: Bei der Inkorporation von J-131 bzw. J-125 sinkt das Risiko auf ein Drittel und bei einem Alter über 18 Jahren auf die Hälfte. Die durchschnittliche Letalität eines Schilddrüsenkarzinoms beträgt sogar nur ein Zehntel des Wertes (vgl. 8).

Untersuchungen, die bei Kindern nach der Tschernobyl-Katastrophe hinsichtlich Schilddrüsenkarzinomen gemacht wurden, lassen den Schluss zu, dass das Risiko bei Föten bzw. im Säuglingsalter doch höher ist. Sowohl das Risiko, an einem solchen Karzinom zu erkranken, als auch das damit verbundene Todesrisiko sind hierbei miteinbezogen. Die folgende Berechnung sieht für Säuglinge ein um den Faktor drei höheres „Risiko hinsichtlich der Letalität aufgrund eines Schilddrüsenkarzinoms infolge einer Strahleninduktion" vor. Die vorhergehende Abbildung zeigt verschiedene Begriffe: Mit der „Risikoäquivalenz" ist hierbei das Risiko gemeint, später nach Radiojodaufnahme an einem strahleninduzierten Schilddrüsenkarzinom zu sterben. Unter „Todesrisiko der Jodblockade" versteht sich das Risiko, nach exzessiver Jodzufuhr den Folgen einer thyreoidalen oder extrathyreoidalen Nebenwirkung zu erliegen. Zudem enthält die Grafik „eine Altersbeziehung der Risikoäquivalenz zur Schilddrüsendosis", da bekanntlich das Karzinomrisiko aufgrund der unterschiedlichen Lebenserwartungen in der Bevölkerung eine entsprechende Altersabhängigkeit mit sich bringt. Daraus lässt sich ableiten, dass ein Risiko durch Strahlung das Jodblockaderisiko bei Föten ab dem zweiten Trimenon sowie bei Neugeborenen und Säuglingen schon ab der Größenordnung um 50 mSv Schilddrüsendosis erreichen könnte. Bezogen auf mittelalte und ältere Erwachsene tritt eine solche rechnerische Risikoäquivalenz erst bei höheren Werten auf: „bei 50-jährigen ab 3000 mSv, bei 60-jährigen ab 7000 mSv und bei über 70-jährigen ab 15.000 mSv" (vgl. 5 S. 200).

Die Eingreifrichtwerte in der Bundesrepublik Deutschland und jene internationaler Gremien wie der WHO unterscheiden sich bisweilen wesentlich und sind ebenso einem ständigen Wandel unterzogen. Auf das zweite Jahrzehnt nach der Jahrtausendwende bezogen werden einige dieser Werte im folgenden Kapitel beschrieben.

Sicher ist jedenfalls, dass solche Eingreifrichtwerte immer vom Lebensalter abhängig gemacht werden müssen. Wird zudem von einem möglicherweise höheren Strahlenrisiko bei Föten und Neugeborenen ausgegangen, so sind niedrigere Werte um die 50 mSv für entsprechende Risikogruppen gut begründet. Damit einhergehend stellt sich stets die Frage, ob bei älteren Erwachsenen eine Jodblockade der Schilddrüse überhaupt sinnvoll und medizinisch gerechtfertigt ist oder ob man jene Bevölkerungsgruppen, so wie in Österreich und der Schweiz gehandhabt, vollständig freistellen sollte. Insbesondere ist dabei zu bedenken, dass „das Risiko einer jodinduzierten Hyperthyreose bei autonomer Struma deutlich über den [...] verwendeten Mittelwerten liegen dürfte", was die Altersgruppe der 50- bis 60-jährigen angeht (vgl. 5 S. 201).

8.7 Aktuelle Empfehlungen zur Jodblockade

Auf Basis eigener Erkenntnisse, aktueller Forschungsergebnisse und Beratungen sowie der WHO-Richtlinien veröffentlicht die SSK (Strahlenschutzkommission) Empfehlungen für Eingreifrichtwerte und die Dosierung von Kaliumjodid bei der Jodblockade der Schilddrüse.

Für Personen im Alter von null bis 18 Jahren sowie Schwangere gilt ein Eingreifrichtwert von 50 mSv, im Alter von 19-45 Jahren sowie für Stillende ein Wert von 250 mSv Schilddrüsendosis. Ist ein Alter von 45 Jahren überschritten, so wird in Deutschland aufgrund der „immer noch nicht völlig behobenen" Jodmangel-Problematik keine Jodblockadeempfohlen. Dies liegt darin begründet, dass jene Altersgruppe – wie oben bereits teilweise beschrieben – ein erhöhtes Risiko „für die Entwicklung von Überfunktionen der Schilddrüse im Rahmen der [...] funktionellen Autonomie" trägt. Das Risiko für eine schwere Schilddrüsenhyperthyreose durch die Gabe von 100 mg Jodid ist hier somit um ein vielfaches höher als das „ohnehin hypothetische Strahlenrisiko durch die Inhalation radioaktiven Jods" (vgl. 6 S. 226).

Mittlerweile empfiehlt die SSK aufgrund „der besseren Dosierbarkeit der Medikation bei Kindern [insbesondere Kleinkindern]" Tabletten à 65 mg Kaliumjodid bzw. à 50 mg Jodid vorzuhalten und zu verwenden; die genaue Dosierung ist der unteren Tabelle zu entnehmen. Des Weiteren gilt, dass Jodtabletten nur nach Weisung durch die zuständige Behörde eingenommen werden sollten. Für Schwangere und Stillende gilt die gleiche Dosierung wie für die Altersgruppe der 13- bis 45-jährigen. Die SSK schätzt außerdem für den Regelfall eine einmalige Einnahme von Jodtabletten als ausreichend ein, Behörden sollen allerdings in Ausnahmefällen eine weitere Tabletteneinnahmeempfehlen können. Ausschließlich für Neugeborene, die jünger als einen Monat sind, sollte die Einnahme in jedem Fall auf einen Tag begrenzt werden (vgl. 6 S. 226f).

Diese Abbildung wurde aus urheberrechtlichen Gründen von der Redaktion entfernt.

Tabelle1:*Dosierungsschema für 65 mg-Kaliumjodidtabletten* (Quelle: Strahlenschutzkommission: Verwendung von Jodtabletten zur Jodblockade der Schilddrüse bei einem kerntechnischen Unfall. Empfehlung der Strahlenschutzkommission. Februar 2011 [Zugriff am: 19.03.2015]. Verfügbar unter: http://www.ssk.de/SharedDocs/Beratungsergebnisse_PDF/2011/2011_02.pdf?__blob=publicationFile)

Abschließend ist zu beachten, dass medizinische Maßnahmen, die später als zwei Stunden nach Strahlenexposition oder Inkorporation von radioaktiv belastetem Jod ergriffen werden, nur wenig effektiv sind. Dennoch führt eine Jodblockade der Schilddrüse mit Kaliumjodid noch etwa acht Stunden nach Inkorporation weiterhin zu einer Dosisreduktion um ca. 30 %. 24 Stunden nach Inkorporation kann nur noch von einer verschwindend geringen Wirkung und Dosisreduktion ausgegangen werden (vgl. 6 S. 230). Alternative pharmakologische Maßnahmen für diesen und spätere Zeitpunkte sind im folgenden Kapitel beschrieben.

8.8   Alternativen zur Jodblockade

Eine praktische Bedeutung und wissenschaftliche Relevanz hat die Frage nach einer medizinischen Maßnahme, die die Blockade der Schilddrüse mit Kaliumjodid in Einzelfällen ersetzen oder ergänzen kann. Dabei steht insbesondere eine mögliche Jodallergie mancher Menschen im Vordergrund, die allerdings streng von der „häufigeren Überempfindlichkeit gegenüber jodierten organischen Verbindungen (wie z. B. bestimmten Medikamenten oder Röntgenkontrastmitteln)" zu unterscheiden ist. Außerdem ist zu hinterfragen, welche Maßnahmen ergänzend ergriffen werden können, sofern die Effektivität von verspätet durchgeführten Blockademaßnahmen in Fragegestellt werden muss (vgl. 6 S. 229).

Von „Natrium-Perchlorat (Irenat®)" (1 S. 327) ist seit Langem bekannt, dass es am Natriumjodsymporter der Schilddrüsenzelle mit der Aufnahme von Jodid konkurrieren kann. In einem vom BMUB geförderten Forschungsprojekt hat die Universität Würzburg untersucht, inwieweit die „Verabreichung von 0,1 g bzw. 1,0 g Perchlorat zwei Stunden nach sowie 1,0 g Perchlorat acht Stunden nach Inkorporation einer Testaktivität von Jod-123" effektiv ist. Vergleichend wurde mit 100 mg Natriumjodid 24 Stunden vor sowie zwei, acht und 24 Stunden nach der Inkorporation eine übliche Jodblockade durchgeführt.

Die mit Jod-123 ermittelten Daten führten bezogen auf die verschiedenen Maßnahmen ebenso zur Berechnung der Dosisreduktion nach Inkorporation von Jod-131 und kamen zu folgendem Ergebnis: Sowohl Perchlorat als auch Natriumjodid konnten bei der Gabe zwei Stunden nach Inkorporation von Radiojodeine Dosisreduktion von rund 70 % erzielen. Zudem stellte man fest, „dass 0,1 g Perchlorat sich bezüglich der Wirksamkeit nicht von der höheren Dosis von 1,0 g Perchlorat unterscheidet". Immerhin noch ca. 30 % Dosisreduktion konnte die Gabe von 1,0 g Perchlorat acht Stunden nach Inkorporation des radioaktiven Jods erreichen (vgl. 6 S. 229f).

Ein weiteres von der Würzburger Forschungsgruppe durchgeführtes und vom BMUB gefördertes Forschungsvorhaben untersuchte die Variante einer Dekorporationsbehandlung nach einer Inkorporation mit Radiojod: Man testetedie „Gabe des gentechnisch hergestellten Hypophysenhormons TSH [Thyreoidea-stimulierendes Hormon] in der Form von rekombinantem humanem TSH". Dabei wurde eine „intramuskuläre Injektion von 0,9 mg des Handelspräparats Thyrogen® acht bzw. 24 Stunden nach Inkorporation einer Testaktivität von Jod-125" getätigt. Aufgrund der Freisetzung von an Schilddrüsenhormone gebundenem Jodid durch diese Maßnahme untersuchte man im gleichen Ansatz, ob der Schilddrüsenhemmstoff Methimazol „die Effektivität der Dekorporation durch Hemmung der Wiederaufnahme von Jodid in die Schilddrüsenzelle" optimieren kann. Auch hier bediente man sich zum Vergleich zweier Untersuchungsgruppen, denen ebenso „100 mg Kaliumjodid acht bzw. 24 Stunden nach Inkorporation der Testaktivität von Jod-125 verabreicht wurde". Die Applikation des rekombinanten humanen TSH ergab alleine eine Dosisreduktion von etwa 30 % und in Kombination mit Methimazol ca. 40 % Dosisreduktion auch noch 24 Stunden nach Inkorporation von Radiojod (vgl. 6 S. 230).

9 Umsetzung der Maßnahmen zur Jodblockade

9.1 Katastrophenschutz im nuklearen Unglücksfall

Trotz dessen, dass der Katastrophenschutz in der Bundesrepublik Deutschland in weiten Teilen und in der Grundverantwortung nach Artikel 70 des Grundgesetzes Ländersache ist, sind die Verantwortlichkeiten im nuklearen Unglücksfall und in den betreffenden Vorbeugemaßnahmen auf verschiedene Institutionen verteilt, welche teils Gesetzgebungskompetenzen, teils (behördliche) Weisungsbefugnisse oder nur beratende Funktionen haben. Dies liegt unter anderem in diversen betroffenen Gesetzen, im Föderalismus, in der Komplexität der Angelegenheiten sich und in der über jegliche menschengemachte Grenzen hinweg möglichen Ausbreitung einer radiologischen Gefahr für die Bevölkerung begründet. Die Bevorratung von Jodtabletten liegt ebenfalls teils in Bundes-, teils in Länderverantwortung. Zuständig auf Bundesebene sind hier das BMUB (Bundesministerium für Umwelt, Naturschutz, Bau und Reaktorsicherheit) und das BfS (Bundesamt für Strahlenschutz).

Jedem Atomkraftwerk in der Bundesrepublik Deutschland ist ein individueller Katastrophenschutzplan für den Fall einer Freisetzung radioaktiver Stoffe zugeordnet. Jene Pläne orientieren sich an den „Rahmenempfehlungen für den Katastrophenschutz in der Umgebung kerntechnischer Anlagen" (2008 erlassen vom BMUB nach Beratung durch die SSK) sowie an den „Radiologischen Grundlagen für Entscheidungen über Maßnahmen zum Schutz der Bevölkerung bei unfallbedingten Freisetzungen von Radionukliden" (2008 erlassen vom BMUB nach Beratung durch die SSK). Die Verantwortung für die regionale Umsetzung in der Nähe der Kraftwerke haben die zuständigen Landratsämter; die gesetzliche Rahmenplanung obliegt den Ländern und diese wiederum sind der Katastrophenschutzrahmengesetzgebung des Bundes unterworfen (vgl. 9).

Einige wesentliche Komponenten des Katastrophenschutzes sollen im Folgenden am Beispiel des AKW Grundremmingen in Süddeutschland erläutert werden.

Zunächst sind die Betreiber des Atomkraftwerks nach § 53 Abs. 5 StrlSchV dazu verpflichtet, für die Bevölkerung der näheren Umgebung eine Informationsbroschüre zu erstellen und an die betroffenen Haushalte zu verteilen. Sie muss eine Beschreibung enthalten, wie sich die Bevölkerung im Katastrophenfall zu verhalten hat (Durchsagen im Radio beachten, Fenster und Türen schließen und das Haus nicht verlassen) und wo sie im Bedarfsfall hochdosierte Jodtabletten erhält: Sofern über eine Radiodurchsage dazu aufgefordert wird, soll sich der Haushaltsvorstand zur nächsten, dann mit ausreichend Jodtabletten bevorrateten, Apotheke begeben und dort eine „Familienration inklusive Merkblatt abholen". Für eine etwaige Evakuierung ist insofern vorgesorgt, als dass „die nach 48 Stunden vollständig zusammen gerufenen Einsatzkräfte" die Bundesbahn und private Busse in Beschlag nehmen, „vorher geplante Ausfallstraßen und Bahnhöfe" sichern, „frische Unterwäsche und Kleidung" aus nahegelegenen Geschäften beschaffen und Notfallstationen bzw. „Dekontaminationsstellen mit Duschgelegenheiten für äußerlich verstrahlte Menschen und Waschanlagen für Fahrzeuge" einrichten. Die „geduschten und mit neuer Kleidung ausgestatteten Menschen" sollen daraufhin mit Bussen und Bahnen, notfalls sogar mit privaten PKW, in eigens „dafür vorbereitete Auffanglager außerhalb des [betroffenen] Landkreises" gebracht werden. Als Einteilungsgrundlage dient hierbei ein 25 km-Radius um das Atomkraftwerk, der in zwölf Sektoren aufgeteilt ist. Alles in allem liegt diesen Katastrophenschutzplanungen die Annahme zugrunde, dass erst nach 48 Stunden radioaktives Material – wie z. B. Jod – aus dem „Unfallreaktor" entweicht und jene Zeit als Vorlauf genutzt werden kann, um gründliche Vorbereitungsmaßnahmen einsteuern zu können. Zudem geht man davon aus, dass ausschließlich „für zwölf Stunden [...] eine nennenswerte Freisetzung erfolgt" (vgl. 9).

Um die Maßnahme zur Jodblockade der Schilddrüse im Falle eines schweren Reaktorunglücks oder sonstiger radiologischer und nuklearer Gefährdungen und Bedrohungen umsetzen zu können, wurde das Arzneimittelrecht geändert und vom Bundesminister für Gesundheit 2003 die „Verordnung zur Abgabe von Kaliumjodid-haltigen Arzneimitteln zur Jodblockader der Schilddrüse bei radiologischen Ereignissen" (sog. Kaliumjodidverordnung, KIV) erlassen. Seither kann auf Anordnung der zuständigen Behörde die Abgabe von Jodtabletten unter Umgehung der Apotheken direkt an den Endverbraucher erfolgen. Zudem wurde unter der Bedingung der geeigneten „Verpackung in luftdichten Durchdrück-Packungen" und der damit einhergehenden praktisch unbegrenzten Haltbarkeit gestattet, „die Angabe des Verfallsdatums zu unterlassen" (vgl. 6 S. 228).

9.2 Vorhaltung von Jodtabletten

Das BMUB teilte 2004 mit, dass insgesamt rund 137 Millionen Jodtabletten à 65 mg Kaliumjodid beschafft und von den Atomkraftwerksbetreibern finanziert worden seien (vgl. 6 S. 229).

Bereits 1997 hatte die SSK eine Reihe von Parametern und Entfernungen für die Vorhaltung von Jodtabletten empfohlen, so z. B. eine Lagerung von Tabletten für alle Personen bis 45 Jahre in einem 25 km-Radius um Kernkraftwerke. Des Weiteren sollte im Bereich von null bis fünf Kilometern eine Vorverteilung an die Haushalte stattfinden, im Bereich von fünf bis zehn Kilometern sah die SSK eine Vorverteilung oder eine Lagerung an verschiedenen Stellen einer Gemeinde als sinnvoll an. Im Bereich von zehn bis 25 km um Kernkraftwerke wurde die Vorhaltung an zentralen Orten einer Gemeinde und eine Vorverteilung nur in Ausnahmefällen empfohlen (vgl. 6 S. 227).

Eine Besonderheit stellt die Vorhaltung von Jodtabletten außerhalb des 25 km-Bereichs um Kernkraftwerke resp. innerhalb des Entfernungsbereichs von 25 km bis 100 km um Kernkraftwerke dar: Hier findet eine Aufbewahrung in sieben Zentrallagern statt, allerdings nur in der quantitativen Kapazität für Kinder bis 18 Jahre und Schwangere. Der Aufbau entsprechender Vorhaltung und Logistik soll es im Ereignisfall in diesem Bereich möglich machen, Kinder und Schwangere in etwaigen gefährdeten oder kontaminierten Zonen „rechtzeitig, d. h. vor der Möglichkeit einer Inhalation mit Radiojod zu versorgen" (vgl. 6 S. 229).

9.3 Verteilung von Jodtabletten

Zur Ausgabe der Tabletten hat die SSK ein abgestuftes Konzept vorgeschlagen, nachdem die Verteilung derzeit erfolgt: In einem 25 km-Radius um Kernkraftwerke sind die Länder für die Versorgung der Bevölkerung mit den vorgehaltenen hochdosierten Jodtabletten verantwortlich (vgl. 6 S. 229). Darüber hinaus existiert ein „integriertes Gefahrenabwehrsystem", das Verantwortlichkeiten und Zuständigkeiten von Bund, Ländern und Kommunen kombiniert. Bis heute gibt es in der Bundesrepublik Deutschland keine Umsetzung der von der SSK empfohlenen Vorverteilung von Jodtabletten, so wie dies beispielsweise in Österreich erfolgt.

10 Ergebnisse

Radiologische und nukleare Gefährdungen und Bedrohungen sind real, aktuell und haben nachweislich vor dem geschichtlichen und medizinischen Hintergrund der Thematik gefährliche Auswirkungen auf Menschen, Tiere und Umwelt. Die interne und externe Kontamination schon durch niedrige Dosen ionisierender Strahlung ist gefährlich resp. gesundheitsgefährdend und kann kurz-, mittel- und langfristig erhebliche Schädigungen hervorrufen.

Die Jodblockade der Schilddrüse ist –abhängig von einem etwaigen Jodmangel in der Bevölkerung – effektiv, sofern sie rechtzeitig vor der Strahlenexposition bzw. Inkorporation von Radiojod und in der richtigen Dosis erfolgt. Ihre Schutzwirkung vor der Aufnahme radioaktiven Jods nimmt jedoch mit jeder seit einer Strahlenexposition vergangene Stundeerheblich ab – bis hin zur absoluten Ineffektivität. Eine mehrmalige Jodgabe und die Dauer selbiger ist international zumindest umstritten, Dosierung und Eingreifwerte (bezogen auf die Jodgabe sowie eventuelle Evakuierungsmaßnahmen) ebenso. Hierbei ist festzustellen, dass die Empfehlungen der WHO teilweiseengere Vorgaben machen als die(gesetzlichen) Vorgaben und Handlungsgrundlagen für Behörden und den Katastrophenschutz in der Bundesrepublik Deutschland.

Des Weiteren kann eine Jodblockade der Schilddrüse unerwünschte Nebenwirkungen hervorrufen, die sich bei Kindern und Erwachsenen jedoch verschiedentlich manifestieren und zudem insgesamt eher seltener auftreten. Bei dauerhafter Verabreichung besteht dessen ungeachtet ein erhöhtes gesundheitliches Gefahrenpotential durch Nebenwirkungen.

Eine Strahlenexposition erhöht die Auftretenswahrscheinlichkeit von Schilddrüsenkrebs bedeutend, die Blockade der Schilddrüse verringert sie jedoch wiederum erheblich, wobei die Strahlenrisiken die Risiken der Jodblockade, je nach Altersgruppe mehr oder weniger, übersteigen.

Die SSK hat in den letzten Jahrzehnten mehrfach ihre Empfehlungen zur Jodblockade der Schilddrüse überarbeitet und ist bedacht, aktuelle (internationale) medizinische Erkenntnisse in ihre Dosierungs-und Verteilungsempfehlungen einfließen zu lassen. Sie macht genaue und altersabhängige Vorgaben zur Einnahme und verweist auf die Wichtigkeit der rechtzeitigen Applikation der Jodtabletten.

Allgemeingesehen müssen bei allen medizinischen Aspekten zum Thema besonders die Altersunterschiede der Menschen im Ereignisfall und bei den Maßnahmen sowie Vorbereitungen zu diesen besonders berücksichtigt werden.

Natrium-Perchlorat als „Jod-Ersatzmittel" sowie das Hypophysenhormon TSH, ggf. in Kombination mit Methimazol als Dekorporations-Instrument, stellt eine gute Alternative für entsprechend prädisponierte Patienten dar, die an einer Jodunverträglichkeit resp. -allergie leiden.

Der spezielle Katastrophenschutz bei Strahlenunglücken ist vielfachen Gesetzes- und Kompetenz-Überschneidungen der beteiligten und betroffenen (staatlichen) Institutionen unterworfen und wirft personelle, infrastrukturelle und organisatorische Fragen auf. Auch ist weitestgehend nur die Bevölkerung in der unmittelbaren Umgebung von Atomkraftwerken durch Broschüren u. ä. über das Thema „Jodtabletten" in Kenntnis gesetzt.

Die Vorverteilung von Jodtabletten an (alle) Haushalte in der unmittelbaren Umgebung von Kernkraftwerken wird vielfach international empfohlen und praktiziert, jedoch in Deutschland kaum oder gar nicht umgesetzt. Die Zentrallagerung von Jodtabletten, quantitativ nur für Kinder und Schwangere vorgesehen, findet an sieben Standorten in der Bundesrepublik Deutschland statt. Es gibt jedoch derzeit keine feingliedrigere und dezentralisiertere sowie kapazitativerweiterte Vorhaltung landesweit sowie für alle Teile der Bevölkerung, die nach den Empfehlungen der SSK Jodtabletten einnehmen dürften.

11   Diskussion, Fazit und Ausblick

Der spezielle Katastrophenschutz für Strahlenunglücke ist in seiner erwartbaren Leistungsfähigkeit aus medizinischer Sicht zu wenig auf die notwendige schnelle Verteilung von Jodtabletten – am besten bereits vor einer etwaigen Strahlenexposition – ausgerichtet und findet hier auch seine kapazitativen Grenzen, zumal rechnerische personelle Ressourcen im Realfall aus verschiedensten Gründen ausbleiben können. Die logistisch-organisatorischen Nachteile und Schwächen einer Zentrallagerung der Tabletten an nur sieben Standorten deutschlandweit sind darüber hinaus zu bedenken. Außerdem ist der Katastrophenschutz und seine erfolgreiche Arbeit nicht berechenbaren meteorologischen, infrastrukturellen und gesellschaftlich-sozialen Einflüssen (z. B. schnell wechselnde Windrichtung, Sturm und Regen, unkontrollierte und panische Flucht der Bevölkerung im Falle eines schweren Reaktorunglücks und daraus resultierendes Verkehrschaos bzw. Überlastung von zentralen Verkehrswegen) unterworfen, die eine Planung und Berechenbarkeit von (Präventions-)Maßnahmen wie der Verteilung von hochdosierten Kaliumjodtablettenzusätzlich erschweren. Eine in Deutschland bis dato nicht durchgeführte Vorverteilung dieser Tabletten an alle Haushalte – wie z. B. in Österreich – könnte einfache und praktische Abhilfe zu diesem Problem schaffen. Darüber hinaus würde hierdurch eine mögliche Strahlenexposition des Hausvorstands bei der Abholung einer Familien-Ration Jodtabletten in der Apotheke vermieden – im Übrigen widersprechen sich die Anweisungen in einschlägigen Informationsbroschüren der Kraftwerksbetreiber dahingehend, das Haus im Falle eines Atomunglücks nicht zu verlassen, gleichzeitig aber die Jodtabletten am Lagerort abholen zu müssen.

Jodtabletten werden derzeit unabhängig der Altersklasse nur für Menschen in unmittelbarer Umgebung von Kernkraftwerken und deutschlandweit nur für Kinder und Schwangere vorgehalten, obwohl diese Bevölkerungsteile im Falle eines Unglücks nicht die einzigen sein müssen, welche die dringende Indikation für eine Jodblockade vorzuweisen haben. Je nach Wetterentwicklung müssen sie sich, selbst naheeinem havarierten Atomkraftwerk wohnend, nicht unbedingt in der am meisten gefährdetsten Zone oder Region befinden. Auch kann der Bedarf an Jodtabletten durch die dichte Besiedelung hierzulande unkontrolliert schnell ansteigen. Vor allem die historischen Lehren von Tschernobyl und Fukushima konsequent beachtend, müsste die Kapazität an vorgehaltenen Jodtabletten massiv erhöht werden, um großen Teilen der Bevölkerung oder gar allen Menschen des Landes eine rechtzeitige Jodblockade der Schilddrüse zu ermöglichen.

Da man die Bundesrepublik Deutschland nach wie vorteilweise als Jodmangelgebiet bezeichnen kann, sind die internationalen Empfehlungen der WHO zur Jodblockade und der Dosierung bei der Jodgabe fragwürdig und sollten vor diesem Hintergrund weiterhin einer stetigen gewissenhaften Prüfung unterzogen werden. Der Frage nach der möglichen Sinnhaftigkeit einer gesetzlichen Jodprophylaxe sollte zudem mit weiteren medizinischen Studien untersucht werden.

Die Diskussion zur Anwendungsfrequenz der Kaliumjod-Applikation – im Hinblick auf bestehende Jodmangelgebiete, die Radiojod-Inhalation im Strahler-Nahbereich sowie die Radiojod-Ingestion im Strahler-Fernbereich – sollte weiterhin national wie international geführt werden, sodass auch hier eines Tages eine möglichst abschließende medizinischwissenschaftliche Klärung stattfinden kann. Und auch das Thema Jod-Höchstdosen für Säuglinge und Schwangere bedarf einer medizinisch fundiert begründeten Festlegung.

Eine Anpassung der Eingreifrichtwerte für die (dauerhafte) Evakuierung sowie für die Indikation der Jodblockade der Schilddrüse, vergleichend mit den durch WHO und ICRP herausgegebenen Zahlen, sollte ebenso zumindest überprüft werden – unter der besonderen Berücksichtigung vor allem der Risikogruppen wie Föten, Säuglinge und Kinder. Hier muss die Frage gestellt werden, ob die Strahlenrisiken zu niedrig eingeschätzt werden und eine Absenkung der Eingreifrichtwerte für diese junge Altersgruppe auf unter 50 mSv indiziert sein könnte, für ältere Menschen hingegen eine moderate Anhebung angebracht wäre. Eine Betrachtung der möglichen Langzeitfolgen bei Strahlenexposition und länger haltender Jodblockade der Schilddrüse, z. B. durch die SSK, sollte in diesem Zusammenhang ebenfalls erfolgen.

Abschließend ist anzumerken, dass die Information der Bevölkerung weit über die Grenzen der Regionen mit nach wie vor betriebenen Kernkraftwerken hinaus durchgeführt werden sollte – und dies auch und nicht zuletzt, um klarzustellen, dass die richtig und rechtzeitig durchgeführte Jodblockade zwar meist vor einer Aufnahme radioaktiven Jods in die Schilddrüse erfolgreich schützen kann, vor den vielfältigen anderen Radio-Isotopen und Gefahren der ionisierenden Strahlung jedoch keinesfalls auch nur im geringsten einen Schutz darstellt. Ebenso die durchgängig fachgerechte Anwendung der Jodtabletten kann durch eine Ausweitung der Informationsstrukturen im Bevölkerungsschutz durch einen hohen Kenntnisstand in der Bevölkerung zu den relevanten Aspekten dieser medizinischen Maßnahme eher gewährleistet werden, wobei die aufgezeigten negativen Nebenwirkungen und Risiken eine zentrale Rolle spielen.

Staatliche Institutionen und Kraftwerksbetreiber messen der Jodblockade bisweilen eine sehr hohe Bedeutung zu und kommunizieren dies auch öffentlich in einer entsprechenden Form. Die tatsächlichen biologischen Grenzen dieser Maßnahme verschwimmen dabei jedoch allzu oft vor dem Hintergrund einer zum Zwecke der Beschwichtigung getätigten Einordnung dieser Schutzmaßnahmen in die vielen Unwägbarkeiten eines schweren Reaktorunglücks.

12   Literaturverzeichnis

1. **Wagner et al., Wolfgang.** *Notfall- und KatastrophenPharmazie.* [Hrsg.] Bundesamt für Bevölkerungsschutz und Katastrophenhilfe. Bonn: BBK, 2009. S. 318-331. Bd. 1, Bevölkerungsschutz und medizinische Notfallversorgung.

2. **Clausen et al., Lars.** *Schutzkommission: Zivilschutzforschung – Dritter Gefahrenbericht.* [Hrsg.] Bundesamt für Bevölkerungsschutz und Katastrophenhilfe. Bonn: BBK, 2006.

3. **Wagner et al., Wolfgang.** *Notfall- und KatastrophenPharmazie.* [Hrsg.] Bundesamt für Bevölkerungsschutz und Katastrophenhilfe. Bonn: BBK, 2009. S. 389-439. Bd. 2, Pharmazeutisches Notfallmanagement.

4. **Döbbeling, Ernst-Peter und Miska, Horst.** *Strahlenschutz.* Stuttgart: W. Kohlhammer GmbH, 2010. S. 45-50.

5. **Schicha, Harald.** Jodblockade der Schilddrüse. [Buchverf.] Strahlenschutzkommisson. [Hrsg.] Bundesminister für Umwelt, Naturschutz und Reaktorsicherheit. *Medizinische Maßnahmen bei Strahlenunfällen.* Stuttgart, Jena, New York: Gustav Fischer Verlag, 1994, Bd. 27, S. 189-205.

6. **Reiners, Christoph.** Aktuelles zur Jodblockade der Schilddrüse. [Buchverf.] Strahlenschutzkommission. [Hrsg.] Bundesminister für Umwelt, Naturschutz und Reaktorsicherheit. *Notfallschutz bei Schadenslagen mit radiologischen Auswirkungen.* Berlin: Verlag H. Hoffmann GmbH, 2007, Bd. 60, S. 219-232.

7. **Oberhausen, Erich.** SideEffects of Iodine-cantaining Chemicals. [Hrsg.] Eileen Rubery und Elisabeth Smales. *Iodine Prophylaxis Following Nuclear Accidents.* Oxford u. a.: Pergamon Press, 1990, S. 93-99.

8. **Roedler, Hans Detlev.** *Biokinetik radioaktiver Stoffe.* München: Urban und Schwarzenberg Verlag, 1986.

9. **Thiel et al., Reinhold.** www.ippnw-ulm.de. [Online] 30. November 2012. [Zitat vom: 20. März 2015.] http://www.ippnw-ulm.de/Dokumente/20121130_Hintergrundpapier_ Katatrophenschutz.pdf.

13   Abbildungsverzeichnis

14 Tabellenverzeichnis

15 Anhang

15.1 Themenrelevante Institutionen und Quellen

Deutsche Gesellschaft für Medizinischen Strahlenschutz (DGMS)

Gesellschaft für Strahlenschutz e. V. (GSS)

Fachverband für Strahlenschutz e.V. (FS)

Deutsches Atomforum e. V. (DAtF)

NFORUM Verlags- und Verwaltungsgesellschaft mbH

Kerntechnischen Gesellschaft e. V.

Internat. Ärzte zur Verhütung d. Atomkrieges u. in sozialer Verantwortung e.V. (IPPNW)

www.strahlentelex.de

www.jodblockade.de

www.kaliumiodid.ch

www.ausgestrahlt.de

Atomgesetz (AtG)

Strahlenschutzvorsorgegesetz (StrVG)

EURATOM (Vertrag/EU-Richtlinie)

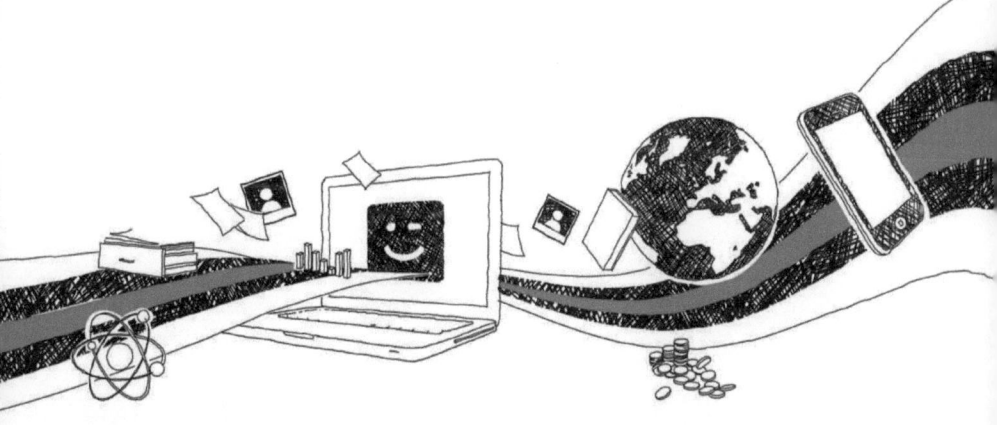
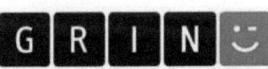